DES

AMPUTATIONS

A LAMBEAU PÉRIOSTIQUE

PAR

ALBERT MASSON

né à Mirecourt (Vosges)

DOCTEUR EN MÉDECINE

Ex-Interne des hôpitaux de Lyon.

MONTPELLIER

BOEHM & FILS, IMPRIMEURS, PLACE DE L'OBSERVATOIRE

Éditeurs du MONTPELLIER MÉDICAL

—

1868

Te 40
40

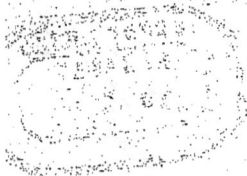

A LA MÉMOIRE

DE MON PÈRE & DE MA MÈRE

Regrets éternels ! ! !

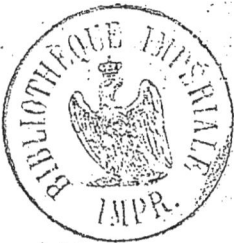

A MA SŒUR.

A MA MARRAINE

Ma Tante AUBRY.

A MON PARRAIN

Mon Oncle Constant MASSON.

*Je n'oublierai jamais les tendresses
et les soins dont vous m'avez comblé.*

A. MASSON.

A ma Tante MALÉZIEUX.

A mon Oncle Charles MASSON.

A MON BEAU-FRÈRE

M. Henri AUBRY,

Inspecteur des lignes télégraphiques du département du Bas-Rhin, Chevalier de la Légion d'Honneur, Officier de l'Ordre du Medjidié.

A M. Victor AUBRY,

Chevalier de la Légion d'Honneur.

A MON COUSIN

Le Dr Jules MASSON.

A MA NIÈCE,

Reconnaissance et affection.

A. MASSON.

A MON EXCELLENT AMI

Le Dr BONNESŒUR, D'ÉPINAL.

A MES PARENTS.

A MES AMIS.

A mes Collègues de l'Internat de Lyon.

A. MASSON.

AVANT-PROPOS

Exposer l'avantage de la méthode sous-périostée
en général ;

Décrire l'anatomie du périoste et celles de ses
propriétés relatives aux amputations ;

Faire ressortir l'efficacité de la méthode sous-
périostée dans diverses amputations, et en particulier celles du pied, au point de vue du rétablissement
de la marche ;

Indiquer une modification à la désarticulation tibio-tarsienne de Pirogoff, due à cette méthode ;

Publier deux des plus beaux résultats que l'amputation tibio-tarsienne sous-périostée ait offerts à
notre observation ;

Publier aussi d'autres faits heureux dus à la conservation du périoste dans d'autres amputations :

Tel est l'objet du travail que nous présentons à la bienveillante appréciation de nos Juges.

J'eus, pour me guider dans ce travail, les conseils de M. Ollier; aussi est-ce avec bonheur que je saisis cette occasion de témoigner à mon bien cher Maître toute la reconnaissance que je lui dois pour les savantes leçons qu'il m'a données et l'intérêt affectueux qu'il m'a porté, alors que j'étais son sécrétaire et son interne.

INTRODUCTION

En présence des avantages que la méthode sous-périostée donnait dans les résections, il était naturel de se demander si l'on ne pouvait mettre le périoste à profit dans les amputations.

Ce n'est pas seulement de nos jours que date cette méthode; son origine remonte bien haut, et A. Paré, Wisemann les premiers, d'autres après eux, ménageaient dans une amputation la membrane périostique; mais, comme nous le verrons plus loin, ils suivaient une idée erronée : le périoste était regardé par eux comme une membrane nerveuse très-sensible, et cette vue de l'esprit suffisait pour sa conservation.

D'autres chirurgiens, Græfe et Brunninghausen en particulier, se rapprochèrent davantage de la vérité et allèrent jusqu'à exalter les vertus du périoste dans les amputations.

Ce n'est que depuis dix ans environ que cette

2

question, reprise par M. Ollier, a été mise par lui en pratique, et appliquée dans les cas où elle trouve son utilité réelle. M. Ollier, voyant les résultats heureux des résections sous-périostées, a cherché à utiliser le périoste dans les amputations. L'expérimentation lui démontra l'avantage de ce procédé opératoire, et il arriva à cette conclusion : que le périoste, en pareil cas, peut donner plus de consistance au lambeau et favoriser le processus réparateur.

C'est à ce double point de vue que nous envisageons notre sujet, et, sous ce rapport, les amputations peuvent être divisées en deux classes : celles qui laissent un moignon qui doit servir de point d'appui dans la marche, ou rétablir la fonction de la partie amputée, et celles qui abandonnent le moignon lui-même à l'inaction. Dans la première classe se groupent les amputations partielles ou totales d'os courts : calcanéum, métatarsiens, phalanges, etc.; dans la seconde, les amputations pratiquées sur l'humérus, le fémur, le tibia, etc.

Dans la première, la conservation du périoste est d'une importance très-grande; elle a pour but de donner au moignon de la résistance, de la solidité, une épaisseur plus considérable, et dans quelques cas même de l'allongement; tandis que dans la seconde elle se borne à favoriser la cicatrisation de l'os et à empêcher l'ulcération du moignon.

Il arrive généralement qu'avec la méthode ancienne la marche est compromise dans les diverses amputations pratiquées sur le tarse ou le métatarse; tandis que si l'on double les parties molles du périoste appartenant aux os amputés, on a constamment un moignon dur, solide, épais, pouvant supporter le poids du corps et rétablir la fonction de la marche.

A la main, la méthode sous-périostée trouvera aussi son application; le pouce est certainement le doigt le plus essentiel, en ce sens qu'il préside à l'opposition et à la préhension. Un traumatisme ou une affection de ses phalanges peut le priver de ses fonctions. Dans l'amputation du pouce, on devra donc toujours, autant que possible, conserver un lambeau périostique qui donnera à la portion ménagée plus de solidité, et cette solidité suffira à cette fonction importante du pouce. Nous en citerons plus loin un exemple.

C'est ainsi que la diversité des résultats a amené notre division. Dans la seconde classe, nous ne conseillons la méthode comme réellement utile que pour l'amputation de jambe au lieu d'élection. Nous n'irons pas jusqu'à dire que l'on évitera l'ostéomyélite, la pyohémie, etc., comme Brunninghausen le croyait; mais on peut protéger la surface sectionnée et éviter l'ulcération du moignon.

DES
AMPUTATIONS
A LAMBEAU PÉRIOSTIQUE

Généralités sur le périoste. — Avantages de la conservation du périoste dans les amputations.

La méthode sous-périostée, avons-nous dit, n'offre pas des avantages égaux dans toutes les amputations, et ce sont celles pratiquées sur le pied ou la main qui présentent les meilleures conditions de succès et l'application la plus utile de la conservation du périoste. Il est vrai de dire que cette méthode demande plus de temps et plus de patience à l'opérateur; mais qu'importe en raison du résultat définitif. On ne peut pas reprocher à cette méthode de prolonger les souffrances du patient, aujourd'hui que l'anesthésie est venue les supprimer.

Le manuel opératoire n'a jamais présenté de dif-
ficultés que dans certains cas dus au traumatisme et
sur des sujets âgés : difficile sans doute, mais jamais
le décollement du périoste n'est impossible. Dans le
jeune âge, le périoste est épais et peu adhérent, de
même que celui qui recouvre des os enflammés. L'âge
du sujet et les causes pathologiques auront donc un
certain poids sur la durée et la facilité de l'opération ;
car si, jusqu'à l'âge de quinze ans environ, on peut
séparer intégralement le périoste de l'os en quelque
point que ce soit du squelette, l'expérience a démontré qu'à partir de trente-cinq ans, en moyenne, le
périoste présente une épaisseur des plus variables.
Sous le triceps crural ou le brachial antérieur, entre
autres muscles, il est d'une ténuité extrême ; et si
l'on ne procède avec lenteur et attention, on fait à peu
près fatalement des déchirures, quelquefois des pertes
de substance.

Si l'amputation doit porter sur un os malade, la
conservation du périoste est facile, et ce fait a, croyons-
nous, une grande valeur. En effet, dans les affections
inflammatoires du tissu osseux, le périoste est plus
épais et plus vasculaire. Il est moins adhérent et
comme éloigné de l'os, soit par l'hyperplasie de sa
couche ostéogène, soit par la suppuration. Il est pourtant des cas où l'on peut se trouver arrêté : dans une
ostéite condensante, par exemple, où commence un
travail de réparation, le périoste peut présenter de

fortes adhérences. Si, au contraire, la lésion est une ostéite raréfiante, une carie, le périoste est si facilement isolable que, par une traction simple ou avec le manche d'un scalpel, on le verra rester de préférence adhérent aux parties molles.

Les amputations à lambeau périostique tentées à diverses reprises avaient été abandonnées, parce qu'on n'avait pas su en limiter le champ et qu'on en ignorait le but réel : c'est au milieu de ses expériences sur le périoste que M. Ollier fut amené à les tenter de nouveau. Nous devons ici décrire l'anatomie de cette membrane et rappeler les résultats des expériences de M. Ollier qui l'ont conduit à conseiller la méthode sous-périostée dans les amputations.

Le périoste est une membrane fibreuse qui recouvre l'os dans toute son étendue, excepté au niveau des extrémités articulaires, qui sont revêtues de cartilage. Il est plus épais et plus facilement séparable chez les jeunes sujets, et en particulier à la portion juxta-épiphysaire de la diaphyse, là où se fait l'accroissement des os, là où l'on trouve des tendons et des ligaments avec lesquels il se confond et forme souvent une gaîne continue.

A l'extérieur, il a tout à fait l'aspect d'une membrane fibreuse ; à l'intérieur, il présente les inégalités en sens inverse de l'os qu'il recouvre, inégalités qui disparaissent facilement par le frottement et sous lesquelles apparaît une seconde couche profonde du périoste.

Vu au microscope, le périoste présente à l'extérieur une couche de tissu conjonctif lâche avec quelques cellules graisseuses. Sous cette première couche, on trouve un tissu d'aspect fibreux, formé de corpuscules de tissu conjonctif réunis par une substance intercellulaire de fibres fines à laquelle se mêlent des fibres élastiques; les cellules sont plus nombreuses et les fibres plus abondantes en approchant de la face profonde.

La couche interne présente des cellules ovales et fusiformes au milieu d'une substance intercellulaire granuleuse ou fibroïde. A mesure qu'on examine plus en dehors, ces cellules et la substance intercellulaire se rapprochent de celles de la face superficielle.

Enfin, entre l'os et le périoste on distingue, au microscope, un espace rempli par des éléments cellulaires : c'est ce que Kölliker appelle le blastème d'ossification, et Virchow la couche de prolifération du périoste. Ranvier le considère comme formé d'éléments médullaires servant à l'accroissement de l'os en épaisseur. L'expérimentation a démontré que les deux couches du périoste sont inégalement propres à l'ossification, et M. Ollier a prouvé par une suite d'expériences remarquables que :

1° Si on râcle avec un scalpel la face interne d'un lambeau périostique, on détruit les germes de l'os

futur, bien que ce lambeau soit traversé de vaisseaux.
Cette couche enlevée est celle que M. Ollier a appelée
couche ostéogène. On arrive au même résultat par
une cautérisation légère.

2° Cette couche ostéogène, râclée et transplantée
sur un autre point, produira du tissu osseux avec son
élément caractéristique, l'ostéoplaste.

3° Tous les tissus d'origine conjonctive sont capa-
bles de se transformer en tissu osseux ; mais le périoste est, par sa constitution même, le mieux dis-
posé à l'ossification.

4° Tous les éléments ossifiables du périoste étant
transformés en tissu osseux ou ostéo–fibreux, celui-
ci reste stationnaire.

5° Les productions obtenues par la couche ostéogène sous-périostale sont de vrais os qui suivent la
loi de développement du tissu osseux, présentent à
leur centre des vacuoles remplies de moelle, et sont
recouvertes de périoste.

6° L'irritation limitée au périoste donne lieu à
des productions osseuses ou ostéo-fibreuses, en rapport avec l'étendue sur laquelle porte le traumatisme.

7° Le périoste est le tissu qui contracte le plus
facilement une adhésion immédiate avec l'os ; la na-
ture de la couche d'éléments en voie d'organisation
qui se trouve à sa face profonde, et son rôle spécial
dans l'ossification, font admettre sans peine l'utilité
de le conserver dans les amputations.

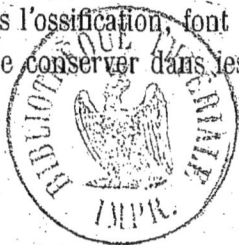

Au moment où M. Ollier publiait son travail dans le *Journal de Physiologie* de Brown-Séquard, en avril 1859, il accordait encore au périoste des propriétés trop larges dans les amputations; ce n'étaient pas seument un épaississement, une consolidation du moignon, des chances moindres de suppuration qu'il cherchait comme aujourd'hui, mais il pensait en outre s'opposer à l'inflammation suppurative des os et favoriser la réunion immédiate des moignons.

Avant d'aller plus loin, nous préférons nous répéter que ne pas complètement exposer les propriétés du périoste suivant l'âge du sujet; et telle opération infructueuse sur un malade âgé ou débilité, sera couronnée de succès sur un autre se présentant dans de bonnes conditions : ainsi chez des sujets jeunes, même chez des adultes, les résultats seront plus heureux. N'en avons-nous pas une preuve évidente dans les opérations d'uranoplastie ou de rhinoplastie?

Chez les sujets âgés, il y a rarement ossification, mais au moins il y a épaississement du moignon; c'est ce qui résulte directement de l'expérimentation.

Chez l'homme, jusqu'à l'âge de trente-cinq ou quarante ans environ, si l'on a soin de laisser le périoste décollé au milieu des chairs, entouré de tissus vasculaires, on devra toujours espérer un degré plus ou moins avancé d'ossification ; on n'a pas de succès complet à cause de l'exposition à l'air de la face ostéogène, et c'est précisément dans ce cas que l'on se

trouve dans la généralité des amputations à lambeau
périostique où la production osseuse se trouvera ra-
lentie, mais jamais annihilée.

C'est de ce principe qu'est parti M. Ollier, lorsqu'il
appliqua l'ostéoplastie à la restauration du nez ou de
la voûte palatine.

Il serait hors de propos de décrire ces procédés de
rhinoplastie ou d'uranoplastie; mais dans ces opérations c'est toujours un lambeau cutanéo-périostique
ou mucoso-périostique qui est en jeu, et nous ne
pouvons nous taire complètement à cet endroit. Les
observations en ont été publiées et n'auraient plus ici
d'intérêt ; mais pendant notre internat nous avons eu
souvent l'occasion de constater de beaux succès au
point de vue de la forme et des fonctions. Résumons-
nous donc à l'égard de ces deux opérations, en di-
sant que : s'il n'y a pas toujours ossification, il y a
du moins une production nouvelle, dure et résistante.

Des faits cliniques nombreux sont venus confirmer les espérances de M. Ollier, mais aussi res-
treindre le nombre des amputations pour lesquelles
il conserve un lambeau périostique ; c'est ainsi que
pour des ablations intéressant le calcanéum, le premier métatarsien ou le cinquième, il conseille toujours
de conserver le périoste : en agissant ainsi, on obtiendra une consolidation bien plus grande du coussinet
cellulo-graisseux qui doit servir de point d'appui au
pied. La même remarque peut être faite à l'égard des

phalanges, et en particulier de celles du pouce pour l'usage de la main.

Il est une autre opération dans laquelle M. Ollier conserve une manchette ou une languette de périoste : c'est l'amputation de la jambe au lieu d'élection. On sait que la perforation de la peau est fréquente au niveau de la crête du tibia, et la résection de l'angle saillant ne suffit pas pour la prévenir ; il faut donc donner au lambeau cutané plus d'épaisseur et de solidité ; on obtient ce résultat en doublant la peau du périoste sous-jacent. On se trouve en présence de deux phénomènes : ou le périoste contractera une adhérence avec l'os, et en préviendra la nécrose ; ou bien il ne se réunira pas avec lui ; dans ce dernier cas, il servira toujours à renforcer le lambeau musculo-cutané.

Pourquoi donc, dans l'amputation des os longs, appliquer ce procédé seulement à la jambe ? C'est que l'extrémité du moignon n'est pas destinée à supporter de pression, tandis que dans celles du membre supérieur il prolonge l'opération sans apporter de compensation suffisante, et que dans celle de la cuisse le moignon pourra être piqué, rendu sensible ou tendra à s'ulcérer par le fait d'ostéophytes saillants dont la production sera augmentée par la présence du périoste.

Quant à éviter l'ostéomyélite, la suppuration du moignon, l'infection purulente, ou provoquer la réu-

nion immédiate, il est peu probable que le périoste
jouisse de ces propriétés, que lui accordent cependant
des chirurgiens très-autorisés ; il ne peut présenter
d'avantages qu'en ce sens, qu'il diminue le temps
pendant lequel la plaie est exposée aux complications :
par cela même, il peut hâter la cicatrisation osseuse.

Si, à la campagne ou dans des centres bien aérés,
sans encombrement, on obtient la réunion immédiate, il sera toujours bien difficile, quoi que l'on
puisse faire, d'éviter l'influence de l'air ambiant, les
épidémies et la suppuration : ce dernier phénomène
étant appelé à envahir aussi bien le lambeau périostique que les tissus musculaires et cutanés.

Il est un autre profit (indirect, il est vrai) que l'on
tire de la méthode sous-périostée dans les amputations. Cet avantage réel, immédiat, est d'éviter toute
lésion vasculaire ou nerveuse, puisque l'opérateur
manœuvre à l'abri de la gaîne péricstique. N'est-ce
pas, en effet, un acccident des plus fréquents qu'une
lésion artérielle dans diverses amputations du pied ou
de la main entre autres ? N'entendons-nous pas jour-
nellement professer que dans les divers procédés de
désarticulation tibio-tarsienne, l'artère tibiale postérieure est souvent atteinte ? L'hémorrhagie est toujours
un incident fâcheux au milieu d'une opération ; toutefois la ligature en a facilement raison. Mais que
deviendra le lambeau ? Et, pour continuer notre exemple, le lambeau tel que Jules Roux ou Syme conseil-

lent de le tailler, aura-t-il des chances de vitalité, le sang de l'artère principale venant à lui manquer?

Ce bienfait de la méthode sous-périostée trouve une bien plus grande application dans les résections. Nous avons vu faire par M. Ollier un grand nombre de résections sous-périostées, soit du coude, soit de l'épaule, soit du genou, soit de la hanche, et jamais aucune lésion d'un tronc vasculaire ou nerveux important n'est venue suspendre l'opération ni en compromettre le résultat. Tous ces faits sont cités dans la thèse de mon excellent ami, le Dr Bonnesœur (d'Épinal), thèse sur les résections sous-périostées en général, qui a eu l'accueil et le retentissement que les longs travaux et l'intelligence de son auteur lui destinaient d'avance.

Encore faut-il expliquer comment on décollera le périoste et comment l'opérateur devra se conduire pour le laisser adhérer aux parties molles et constituer ainsi un lambeau périosto-musculo-cutané.

Ce décollement du périoste, tout aussi facile à la salle d'opérations qu'à l'amphithéâtre, se fait à l'aide de deux instruments des plus simples et des plus commodes: ce sont la sonde-rugine et le détache-tendon.

La *sonde-rugine* se compose d'une tige d'acier plus ou moins recourbée, de 15 à 16 centimètres, cannelée, et pouvant s'enfoncer à volonté dans un manche; l'extrémité en est tranchante; pour détacher le périoste qui a été préalablement incisé, il suffit d'appliquer la sonde sur l'os lui-même, de la pousser devant ou contre soi, et d'attaquer de préférence quelques parcelles osseuses pour être sûr de conserver intact le périoste.

Le *détache-tendon*, plus utile dans les résections que dans les amputations, peut servir aussi à décoller le périoste ; c'est une tige droite d'acier terminée par une extrémité aplatie, tranchante, de 6 à 10 millim. de largeur ; le manche est contenu dans la paume de la main par les trois derniers doigts, tandis que le pouce fait opposition à l'index appliqué sur la tige d'acier. Employé plus spécialement pour détacher les tendons et les ligaments, il peut toutefois remplacer la sonde-rugine.

Pour décoller le périoste, il faut agir prudemment afin d'éviter, soit sa déchirure, soit l'abandon de quelques parcelles sur l'os ; mais s'il est ordonné d'opérer avec lenteur et minutie dans les résections sous-périostées, dans lesquelles chaque point de la couche ostéogène a son utilité, il n'en sera plus de même dans les amputations, où l'on n'obtient que l'épaississement du moignon à défaut d'ossification complète.

Il est certaines particularités du périoste qu'on ne doit pas perdre de vue dans la dissection et l'affrontement du lambeau ; ainsi, la grande rétractilité de cette membrane force à tailler un lambeau très-étendu et à le fixer par un point de suture, soit aux parties

molles, soit au rebord opposé de la gaine périostique.
Autrement on aurait un bourrelet circulaire si l'on a
disséqué une manchette, ou une languette si l'on a
disséqué un lambeau.

HISTORIQUE.

Ce que nous venons d'exposer précédemment, nous
l'avons vu faire et nous l'avons entendu professer par
M. Ollier; nous avons dit quels sont les résultats qu'il
cherche en employant la méthode sous-périostée dans
les amputations; nous citerons plus loin quelques-uns
des cas qui nous ont semblé présenter le plus d'intérêt et avoir des résultats concluants.

Nous avons voulu aussi rechercher où en était la
question dans les divers centres chirurgicaux; mais
il a été peu écrit sur ce sujet. L'élan que M. Ollier a
donné à son procédé lui a fait des prosélytes, mais
ceux-ci n'ont peut-être pas encore pu en constater
les avantages d'une manière certaine et définitive.

Toutefois la chirurgie allemande et la chirurgie
russe, dans leurs plus illustres représentants, se sont
attachées à la conservation du périoste dans les amputations.

C'est en 1859 que M. Ollier, reprenant une idée
ancienne, proposa de recouvrir dans les amputations
le bout de l'os d'un lambeau de périoste.

Paré et Wisemann, sans se rendre compte réellement de l'effet à obtenir et respectant dans le périoste
une membrane qu'ils croyaient nerveuse et sensible,
recommandaient de le diviser et de le râcler soigneu-
sement avant de sectionner l'os ; c'est avec le dos de
leur grande faucille qu'ils opéraient cette dénudation.

Après eux, on préféra l'emploi du bistouri et du
couteau ; ainsi Græfe et Brünninghausen repoussaient
le périoste de bas en haut, tandis que Onsenort taillait
un lambeau afin de le rabattre ensuite sur la section
opérée par la scie. Ils agissaient dans un but certainement exagéré en chargeant le périoste de s'opposer
à des phénomènes sur lesquels , croyons-nous, il ne
peut avoir que peu d'influence : tels que tétanos ,
exfoliation et inflammation de l'os, suppuration des
parties environnantes, etc. Nous avons déjà vu et nous
prouverons plus loin quel est le rôle réel que joue le
périoste après une amputation.

Brunninghausen, craignant de froisser le périoste
avec la scie, le râclait de bas en haut de manière qu'il
en restât au moins un demi-pouce ainsi qu'une quan-
tité proportionnée de fibres musculaires adhérentes
pour couvrir l'extrémité de l'os : avantage qu'il regarde
comme important lorsque les bords de l'os sont
saillants ; il pensait que cette méthode était de la plus
grande utilité dans l'amputation au-dessous du genou,
où la crête du tibia ne peut être recouverte par la
peau toute seule, mais bien par le périoste et le tissu

3

cellulaire auquel il est uni. En 1818, Brunninghausen, en publiant ses observations, affirmait n'avoir jamais vu le tibia s'exfolier, ni l'os faire saillie au-delà du bout du moignon.

Brunninghausen qui, en réalité, fut père de la méthode sans avoir su l'appliquer, trouva de l'opposition parmi ses contemporains, ou tout au moins de l'indifférence. Alanson considérait cette méthode comme inutile, sinon comme dangereuse, parce que, disait-il, l'opération se prolongeait inutilement et que, le périoste servant à recevoir les vaisseaux qui se rendent dans l'intérieur de l'os, on peut causer ainsi l'exfoliation de la partie qui reste dénudée au-dessus de l'endroit où il a été scié, sinon on intéressait dans le trait de scie la base du lambeau périostique.

Guthrie attachait une grande importance à la blessure du périoste; selon lui, cette blessure amenait l'exfoliation, les abcès, les fusées purulentes, etc.

S. Cooper, J.-L. Petit, Le Dran, partagent l'opinion d'Alanson.

La remarque d'Alanson est peut-être exagérée, car rien n'est plus facile que d'envelopper un moignon osseux d'un feuillet périostique, en particulier dans les amputations intéressant un os seul, et c'est surtout lorsqu'il amputait un bras ou une cuisse que Brunninghausen conseillait son procédé.

Il n'est pas fait mention de la conservation du périoste dans les amputations, dans Boyer, Sabatier, Dupuytren, Lisfranc; Vigarous lui-même, qui a tant contribué à préciser le rôle du périoste dans la régénération des os et qui a écrit longuement sur les propriétés de cette membrane, n'en parle pas à propos des amputations.

L'idée de Brunninghausen avait disparu dans l'oubli, et c'est à peine si Velpeau, en 1839, la rappelait en quelques mots, consacrés du reste à la discréditer.

C'est au milieu de ses expériences sur le périoste que M. Ollier fut amené à tenter de nouveau les amputations à lambeau périostique; nous avons vu que son idée n'est pas la même que celle de Brunninghausen, et qu'il attache peu d'importance à la conservation du périoste dans les amputations de bras, de cuisse, etc.

Depuis 1859, cette méthode a été souvent mise en pratique à Paris, spécialement dans les services de Follin et de M. Verneuil, et le plus souvent ces chirurgiens et d'autres eurent à se louer de la méthode.

Langenbeck est un des chirurgiens de l'époque qui ont donné le plus de retentissement à la thérapeutique des maladies des os, en employant constamment la méthode sous-périostée dans les amputations comme dans les résections. Pour ce qui concerne spécialement notre sujet, le professeur de Berlin n'a rien publié, mais ses leçons nous ont été rapportées par M. le Dr Léon Tripier (de Lyon), à l'obligeance duquel nous devons ce qui va suivre.

M. Tripier, qui a suivi les cours de Langenbeck pendant le semestre d'été 1867, nous a dit avoir vu pratiquer plusieurs amputations à lambeau périostique à la clinique chirurgicale de Berlin.

Les principes qui font que Langenbeck conserve du périoste, reposent sur l'espoir qu'il a d'éviter l'ostéomyélite ; la cicatrisation de l'os sera plus facile, et par suite de cette rapidité dans la cicatrisation on a plus de chances de voir la réunion immédiate se faire.

Il ne faut pas prendre ce résultat très-heureux dans le sens strict du mot. Lorsque, à la suite d'une amputation, il n'y a pas d'inflammation du lambeau, que quelques points de celui-ci se prennent peu à peu, qu'il n'y a qu'une légère suppuration, qu'enfin au bout de dix ou douze jours la plaie est cicatrisée, on a obtenu la réunion immédiate.

Langenbeck a une statistique d'amputations très-favorable, et il a sauvé plus de la moitié de ses amputés.

M. Tripier se rappelle avoir vu pratiquer à la clinique de Berlin deux amputations avec conservation du périoste.

La première était une désarticulation tibio-tarsienne selon le procédé de Syme, avec une légère modification qui fait voir l'importance que l'opérateur donne au périoste en pareil cas. La première incision faite fut l'incision plantaire, après laquelle le périoste sous-calcanéen fut aussitôt décollé. L'opération est

alors reprise sur la face dorsale, et la désarticulation
se termine en laissant adhérer au lambeau postéro-
plantaire le périoste des faces latérales et postérieure
du calcanéum. Le bord libre du périoste plantaire fut
suturé au lambeau dorsal.

La seconde amputation à laquelle assista M. Tripier fut faite sur la jambe au lieu d'élection, et, dans
ce cas, un lambeau périostique interne de forme
rectangulaire, recouvrant la surface sciée, fut suturé
aux parties molles externes.

Dire en deux mots comment une amputation est
pratiquée dans le service de Langenbeck nous semble
présenter un certain intérêt.

L'assistant principal est chargé de la compression,
pendant qu'un autre surveille spécialement l'anesthésie.

L'opérateur taille le lambeau et scie l'os ; il aban-
donne alors à un assistant la ligature des artères ;
puis il reprend son bistouri pour tailler et détacher un
lambeau périostique de trois travers de doigt environ.
A ce niveau, il scie l'os de nouveau et suture le périoste, soit aux parties molles, soit à un autre petit
lambeau périostique détaché sur la face opposée.

Le reste de l'opération est confié aux assistants.

A Wurtzbourg et à Vienne, les amputations sous-
périostées sont moins en honneur qu'à Berlin. Linhart,
dans un article intitulé : *Section des os*, traite brièvement ce sujet dans son *Compéndium d'opérations*

chirurgicales (Vienne 1867); et s'il n'adhère pas complètement à cette manière d'agir, il est loin de la rejeter, et il reproduit dans le même article des observations de Feokistow (de Saint-Pétersbourg). Ce dernier chirurgien, dit-il, a pu juger par comparaison. —

Feokistow a fait des amputations en conservant le périoste, et d'autres où il n'a pas pris ce soin : or les premières ont donné de meilleurs résultats que les secondes. Il a deux manières de procéder : ou bien il conserve un lambeau périostique unilatéral qu'il suture aux parties environnantes, ou bien il conserve deux oreilles périostiques : l'une, plus grande, destinée à recouvrir toute la surface osseuse sectionnée, qu'il suture à une autre plus petite placée en regard. Dans ce dernier cas, les lambeaux de périoste sont dans les meilleures conditions de vitalité.

Heyfelder, chirurgien à l'hôpital militaire de Saint-Pétersbourg, a publié (*Gazette médicale de Paris* 1861) quatre observations intitulées : Amputations avec conservation du périoste pour recouvrir le bout des os sciés. A la suite des expériences faites par Flourens sur les fonctions du périoste et des observations publiées par MM. Ollier, Demarquay et Langenbeck sur les succès des résections sous-périostées, il eut, dit-il, l'idée de profiter du périoste pour recouvrir les bouts d'os amputés. Il crut avoir, le premier, fait cette importante application d'une des diverses propriétés du périoste; mais déjà l'amputation à lambeau périostique avait été pratiquée, soit à Paris, soit à Lyon, soit à Berlin. Comme preuve de ce fait, M. Ollier avait, dans le service de Follin à l'hôpital Necker, amputé, en 1859, un bras en conservant une languette de périoste dont il recouvrit l'os scié.

Si les observations d'Heyfelder n'ont pas le mérite de la priorité, elles viennent au moins au secours de la théorie et confirmer l'avantage que nous cherchons à démontrer : de tailler des lambeaux doublés de périoste dans les amputations.

Heyfelder, dans ses observations, signale surtout la guérison prompte des amputés et insiste sur le procédé à languette, qu'il préfère dans ce cas à l'incision circulaire.

Les quatre malades d'Heyfelder étaient guéris, la cicatrisation était complète, environ au bout de vingt jours.

Ce chirurgien rappelle en outre brièvement le résultat de neuf amputations sur les membres ; de ces neuf amputés, deux moururent de pyohémie, tandis que les sept autres se rétablirent dans l'espace de quatre à six semaines : statistique très-bonne, en pensant surtout que l'opérateur agissait dans un hôpital, milieu si propice au développement de l'infection purulente.

Il faut bien ajouter que, quelques mois après, Symvoulidès, chirurgien du même hôpital, venait, dans une nouvelle publication, diminuer l'éclat de ces ré-

sultats, en signalant quelques complications qu'Heyfelder avait passées sous silence. Le mémoire de
Symvoulidès n'en apporte pas moins des conclusions
favorables à la conservation du périoste dans les amputations. A ses yeux, ce procédé présente plusieurs
avantages sur la méthode ancienne :

1º Les bords de la surface sciée deviennent moins
saillants par l'application du périoste, et par conséquent
la pression qu'ils exercent sur les parties molles en
contact est moins prononcée.

2º La surface sciée de l'os étant couverte de son
enveloppe naturelle n'arrête pas les chairs, et la suppuration qui en résulte ordinairement peut être évitée
aussi bien que l'ostéomyélite et l'infection purulente.

3º La guérison par réunion immédiate peut être
souvent obtenue et la durée de la maladie est par
suite abrégée.

4º Les parties molles ne perdant pas de leur épaisseur, la peau conservera sa couleur normale.

On trouve peu de chose aussi dans les ouvrages
nouveaux ; ainsi, M. Guérin ne parle pas des amputations à lambeau périostique, et M. Legouest ne croit pas
qu'on obtienne une guérison plus prompte, et encore
bien moins qu'on évite l'ostéomyélite et l'infection purulente ; il est vrai de dire qu'il ne parle pas des cas
pour lesquels nous préconisons la méthode sous-périostée.

APPLICATIONS.

Nous sommes amené, d'après ce qui précède, à
réduire considérablement le champ des amputations
pour lesquelles il sera utile de conserver un lambeau
périostique. On devra néanmoins ménager le périoste
dans tous les cas, en raison de sa facilité à adhérer
à l'os sectionné ; ce qui pourra diminuer les chances
de suppuration osseuse, mais ce ne sera toujours
qu'un moyen aléatoire.

Réduite aux amputations des phalanges, des orteils
et surtout à celle du premier et du cinquième métatarsiens, à celle de la jambe au lieu d'élection, aux
désarticulations tibio-tarsienne et sous-astragalienne,
la conservation du périoste offre d'incontestables avantages ; nous en citerons des exemples. Plusieurs des
faits que nous rapportons, prouveront qu'on peut rétablir la marche, lorsque celle-ci a été abolie par des
lésions des points de sustentation du corps.

L'importance de cette fonction nous fera insister
plus particulièrement sur la désarticulation tibio-tarsienne et les amputations du premier ou cinquième
métatarsien : c'est qu'en effet la face plantaire constitue une voûte à deux arcs partant des tubérosités du
calcanéum et s'étendant, l'externe à la tubérosité du
cinquième métatarsien, l'interne à l'extrémité anté-

rieure du premier. L'arc interne est beaucoup plus concave, et dans la station les deux points extrêmes touchent seuls le sol, tandis que la corde de l'arc externe se confond à peu près avec lui.

La forme de cette voûte est maintenue par un appareil ligamenteux très-résistant, propre à supporter les violences extérieures.

Les parties qui la recouvrent sont d'épaisseur très-variée ; aussi a-t-on préféré depuis longtemps tailler des lambeaux plantaires dans les diverses amputations du pied, la face plantaire présentant des parties molles plus épaisses et mieux nourries ; et pourtant, quel que soit le soin pris par les chirurgiens pour conserver au pied ses trois points de sustentation, il arrive souvent que si l'on a dû opérer sur un de ces trois points, la marche ne peut être rétablie complètement; il faut donc chercher à rendre à ces piliers, attaqués chirurgicalement, leurs fonctions naturelles, et pour cela donner au moignon le plus d'épaisseur et de solidité possible.

Les expériences faites sur les animaux, et que dernièrement nous avons répétées avec M. Ollier, démontrent comme constante cette propriété du périoste conservé dans les amputations. Ainsi, chez les lapins, la désarticulation tibio-tarsienne faite comparativement sur le même sujet avec ou sans conservation du périoste, donne des résultats différents ; le membre sur lequel on avait taillé le lambeau musculo-périostique a présenté, seul, un moignon épais et résistant.

Nous ne nous proposons pas de décrire les procédés de désarticulation tibio-tarsienne, mais nous en exposerons les inconvénients auxquels remédie la méthode sous-périostée :

Le procédé de Sabatier laisse la cicatrice au centre.

Celui de Baudens amène l'ulcération du lambeau.

Celui de Syme conduit à faire, il est vrai, un lambeau avec la peau du talon, mais ce lambeau concave laisse le sang et le pus s'y accumuler, et les surfaces sont difficilement accolées dans toute leur étendue.

Le procédé de Jules Roux offre peu de sécurité pour les fonctions du membre, en ce que la pression du corps se fait sur une petite surface souvent ramollie, et peut déterminer des inflammations consécutives.

Pour éviter le raccourcissement, Pirogoff a conseillé de tailler un lambeau formé par le talon et le calcanéum à la fois ; mais le renversement de la portion conservée du calcanéum fait porter le poids du corps sur les téguments minces de la face postérieure du talon, et il peut s'ensuivre pour les surfaces osseuses de la jambe une nouvelle source d'inflammation.

Ce sont donc ces écueils qu'il fallait éviter, c'est-à-dire :

Un moignon trop mince ;

Des lésions vasculaires et nerveuses ;

Un raccourcissement du membre ;

La stagnation du pus ;

Les chances douteuses de réunion immédiate ;

L'obstacle apporté par une lésion du calcanéum ;

La difficulté de la marche.

Si l'amputation sous-périostée ne prévient pas complètement ces inconvénients, c'est elle, du moins, qui présente les conditions les plus favorables pour les conjurer.

DÉSARTICULATION TIBIO-TARSIENNE SOUS-PÉRIOSTÉE.

La méthode sous-périostée donne un très-beau résultat dans la désarticulation tibio-tarsienne ; nous décrirons tous les temps de cette opération avec soin, et nous l'exposerons telle que nous l'avons vu faire par M. Ollier ; nous négligerons pour le moment tout ce qui a rapport à l'astragale, nous réservant de décrire plus loin la sous-astragalienne sous-périostée.

Il s'agit donc d'une lésion des os de la première rangée du tarse, qui entraîne leur ablation, et nous supposons l'astragale comme le calcanéum atteints.

Cette opération exige peu d'instruments : un bistouri, des crochets mousses, une pince et surtout un détache-tendon et une sonde-rugine en parfait état.

M. Ollier fait habituellement le procédé de Syme, c'est-à-dire le lambeau postéro-plantaire.

Il commence par l'incision plantaire, et arrive directement sur la limite antérieure du calcanéum ; à ce niveau, un trait de bistouri sur le périoste permet ensuite de détacher celui-ci d'avant en arrière; on peut dès ce moment détacher environ la moitié du périoste de la face plantaire avec la sonde-rugine: c'est ce qui constitue le premier temps de l'opération, que nous abandonnons pour le retrouver à la fin du quatrième temps.

Le second comprend l'incision dorsale et le décollement du périoste des faces latérale externe et supérieure.

L'incision dorsale étant faite, M. Ollier pénètre directement dans l'articulation tibio-astragalienne, après avoir divisé les ligaments latéraux externes avec le détache-tendon, et arrive, après un mouvement forcé d'extension sur le pied, sur le bord antérieur et supérieur du calcanéum ; un trait de bistouri sur le périoste des faces latérale externe et supérieure permettra, comme pour la face plantaire, de le séparer de l'os ; cette séparation est plus facile, cette partie du calcanéum étant plus régulière.

Détacher le périoste de la face interne constitue le troisième temps, et c'est ici que l'on doit prendre le plus de précautions pour ne pas blesser les vaisseaux et les nerfs plantaires. Avec le détache-tendon on divise les ligaments internes, et l'on ne doit plus dès-lors se servir que de la sonde-rugine, à l'aide de laquelle on décollera le périoste.

Dans ces trois premiers temps de l'opération on a

mis à nu les faces latérales, supérieure et une partie
de la face inférieure de l'os ; le quatrième temps est
certainement le plus brillant et d'une facilité très-
grande. Le périoste se détache en quelque sorte de
lui-même, à la manière d'un gant retiré de la main
par le bord carpien ; il suffit de prendre le pied à pleine
main, tandis qu'un aide tient la jambe fixe et en for-
çant de plus en plus l'extension ; le calcanéum se
séparera de sa membrane enveloppante, qui reste
accolée au lambeau ; on a rejoint ainsi le niveau périostique de la face plantaire abandonné au premier
temps. L'opération est terminée, il ne reste que la
suture à faire.

Signalons une complication qui arrive quelquefois
au quatrième temps de l'opération : pendant l'extension forcée, si le calcanéum est friable, ramolli, il
peut se faire qu'il se brise, et il ne reste de l'os que le
segment postérieur. L'opération n'est pas pour cela
compromise, et on devra la terminer, comme nous le
verrons plus loin, par le procédé de Pirogoff modifié.

Les quatre temps terminés, on a un lambeau dou-
blé d'un manchon périostique.

Dans cette opération, on peut indifféremment
ménager ou sectionner le tendon d'Achille ; toujours
est-il que le bout inférieur conservera son point d'insertion au périoste calcanéen. Les malléoles ne sont
pas sectionnées ; les veines, nerfs, artères ont été

respectés. Enfin, on fait une boutonnière postérieure pour favoriser l'écoulement du pus.

Le lambeau présentera de bonnes conditions de vitalité, et déjà, au bout de quelques jours, on pourra, par la boutonnière, constater avec le doigt que le lambeau se remplit de masses fibreuses, ou ostéo-fibreuses, ou même osseuses, représentant un point d'appui suffisamment résistant pour la marche et le support du corps.

Cette opération demande de la patience et de l'ha-bileté, elle est longue et minutieuse ; mais, le malade étant endormi, on n'a plus à rechercher une exécu-tion rapide.

Nous avons vu plusieurs fois M. Ollier pratiquer à l'amphithéâtre le procédé de Syme sous-périosté, ainsi que celui de J. Roux ; nous pouvons aussi pu-blier l'observation d'un malade auquel M. Ollier a fait une désarticulation tibio-tarsienne dont les résul-tats définitifs sont des plus heureux au point de vue de la santé générale et de la marche.

OBSERVATION I.

Antoine Terrier, âgé de 19 ans, exerçant la profes-sion de cordonnier, entre le 14 janvier 1865 dans le service de M. Ollier, salle Saint-Louis, n° 115.

Le début de l'affection que porte ce malade remonte à un mois et demi avant son entrée à l'hôpital, et se serait manifesté à la suite d'une entorse du pied. Cet accident, léger en apparence, lui permit de continuer son travail ; mais déjà il y avait une tuméfaction douloureuse de la région médio-tarsienne qui, allant en s'aggravant, força le malade à entrer à l'hôpital. A ce moment, la douleur et le gonflement existent principalement au niveau de la seconde rangée des os du tarse.

M. Ollier ordonne les frictions iodées, le repos, et à l'intérieur l'iodure de potassium, les toniques et les amers.

Pendant deux mois et demi, le malade fut soumis à ce traitement sans qu'on ait dû intervenir chirurgicalement ; mais la lésion semblant s'étendre vers le métatarse, on fit quelques raies de feu avec le caustique de Vienne. La chute des eschares fut suivie de suppuration, et tous les jours la lésion locale prenant un aspect plus grave, M. Ollier propose l'amputation au malade.

A cette époque (six mois après le début), le gonflement est considérable et semble plutôt s'étendre vers le métatarse que vers la seconde rangée. On constate sur le cou-de-pied une masse molle, fongueuse, généralement douloureuse. Par plusieurs fistules, le stylet pénètre en plusieurs sens dans des masses ramollies à différents degrés.

Rien, dans les antécédents, ne met sur la voie de

la lésion que présente ce malade, lésion qui doit être rattachée à son entorse.

Rien du côté de l'hérédité: pas de syphilis, pas de rhumatisme, pas de scrofule ; il a eu toutefois une fièvre grave, il y a deux ans ; mais à cette époque il ne souffrit pas spécialement du pied. Du reste, une affection des os peut s'accompagner de tous les phé- nomènes d'une fièvre grave, et la réciprocité est, au contraire, exceptionnelle. Ce que nous venons de dire est d'une grande importance dans le pronostic et le diagnostic des maladies des os; c'est ce que Chassaignac a décrit sous le nom de typhus des membres, Clozo et Gosselin sous le nom de décollement épiphysaire, et M. Ollier sous celui d'ostéite juxta-épiphysaire suppurée. Nous ne pouvons nous arrêter sur ce sujet, qui est en dehors de notre thèse et de notre observation.

Les douleurs, la suppuration, le séjour au lit ayant notablement affaibli notre malade, M. Ollier pratique l'opération le 10 juin.

Le stylet ayant fait reconnaitre une altération des os des deux rangées du tarse et de ceux du métatarse, M. Ollier s'arrêta à la désarticulation tibio-tarsienne sous-périostée.

Cette opération fut pratiquée telle que nous l'avons décrite précédemment; le décollement périostique sur toutes les faces du calcanéum fut fait sans difficulté.

4

Le tendon d'Achille fut respecté.

Les malléoles, qui paraissaient atteintes de nécro-
biose, furent réséquées.

Une boutonnière fut pratiquée à la partie postérieure du lambeau pour favoriser l'écoulement du pus,
et la réunion des deux lambeaux plantaire et dorsal
fut faite à l'aide de quelques points de suture métal-
lique.

Les suites de cette opération furent des plus simples, et l'on se borna à des pansements excitants à
l'alcool phéniqué.

Un mois après, sans qu'aucun symptôme fâcheux
soit venu compromettre le succès de l'opération, la
cicatrisation était complète et le moignon d'une régu-
larité parfaite. Le malade s'habitue peu à peu à la
marche, et il arrive à un résultat complet, deux mois
environ après l'intervention chirurgicale.

L'état général aussi est satisfaisant; à l'aide de quelques toniques et d'une bonne alimentation, le malade
recouvra promptement la santé, altérée depuis neuf
ou dix mois.

A. Terrier sort de l'Hôtel-Dieu portant un appareil de forme cylindrique, sur le fond duquel repose le
moignon.

. . . .

Nous avons tenu à revoir cet opéré et nous avons
été assez heureux pour le retrouver. Le résultat de
l'opération est complet à tous les points de vue : réta-

blissement de la marche, solidité, indolence, épaisseur du moignon, etc.

Aujourd'hui, 2 novembre 1868, Antoine Terrier jouit d'une santé parfaite ; depuis sa sortie de l'hôpital, la nécessité l'a forcé à accepter des professions pénibles, celle d'homme de peine entre autres, qui l'astreignait à porter des fardeaux ; il a pu, nous a-t-il dit, monter à un quatrième étage une charge de 80 kil. sans fatigue trop grande pour le membre opéré.

La marche est complètement rétablie, elle est bien régulière, sans claudication apparente ; il a fait, à plusieurs reprises, de 15 à 20 kilomètres, et croit pouvoir faire plus.

En examinant le membre, on trouve les muscles de la jambe atrophiés.

Le moignon se compose d'une masse ferme, solide, très-résistante, indolente à la pression et à des violences modérées ; l'insertion du tendon d'Achille se termine par une masse beaucoup plus dure, du volume d'un petit œuf et de *consistance osseuse*.

Le point de sustentation lui-même n'offre pas cette consistance ; par la palpation on croit froisser du caoutchouc.

La cicatrice est restée en avant, au niveau des surfaces malléolaires réséquées.

Les mensurations donnent une bonne idée de l'épaisseur du moignon : d'un plan perpendiculaire à l'axe du pied à chaque malléole réséquée, on trouve :

en dedans $0^m,026$; en dehors $0^m,029$; résultat auquel on n'arrive jamais dans l'opération de Syme ordinaire.

Cette observation est donc un succès complet de la méthode sous-périostée ; d'autant mieux que nous avons pu le constater trois ans et cinq mois après l'opération.

PROCÉDÉ DE PIROGOFF, MODIFIÉ.

Que le chirurgien se propose, au début de l'opération, de faire ce procédé, ou qu'il y soit amené dans le courant d'une amputation de Syme, les manœuvres opératoires sont les mêmes. Nous commencerons donc la description de ce procédé, et nous exposerons la modification qu'y a apportée M. Ollier, sans répéter les trois premiers temps de la désarticulation tibio-tarsienne sous-périostée.

Nous reprenons l'opération au moment où le calcanéum s'est brisé dans le mouvement d'extension, ou bien après le trait de scie décrit par Pirogoff. Il n'est plus possible de continuer l'extension, et le pied est détaché, ne laissant attenant au lambeau que le segment auquel s'insère le tendon d'Achille.

M. Ollier, avec la sonde-rugine, fait une sorte d'évidement ou de rugination de ce qui reste de l'os, enlevant toutes les parties malades et creusant ainsi une sorte de coque dont les parois n'auront pas de caractère anatomique bien tranché ; ce sera en certains points le périoste lui-même, et en d'autres points une surface périostique doublée de petites couches osseuses assez adhérentes à l'enveloppe pour ne pas pouvoir en être séparées.

Le reste de l'opération ne présente pas de particularités, et l'on a un lambeau périosto-musculo-cutané, qu'on suturera au lambeau extérieur.

Que la rugination ait été plus ou moins complète, on arrive toujours à un résultat heureux. S'il ne reste que la coque périostique, on revient à une Syme sous-périostée ; s'il reste des points osseux, ils se couvriront de bourgeons pleins de vie, qui tendront à combler le moignon d'une masse dure et contribueront à lui donner plus d'épaisseur et de résistance.

On voit que cette modification permet d'opérer sur un calcanéum altéré, ce qui jusqu'alors était une contre-indication au procédé de Pirogoff, qui ne cherchait que l'allongement du membre, et pour cela avait besoin d'un os sain.

Nous avons vu dernièrement M. Ollier pratiquer cette opération ; nous avons pu suivre toutes les phases par lesquelles est passée la face périostique du lambeau, qui s'est peu à peu remplie d'une masse aujourd'hui complètement dure, sur laquelle la malade opérée par ce procédé peut s'appuyer.

OBSERVATION II.

Marie-Cécile Laforêt, âgée de 52 ans, exerçant la profession de ménagère, entre le 18 mai 1868 dans le service de M. Ollier, salle Saint-Paul, n° 103.

Cette malade a joui jusqu'à l'an dernier d'une santé parfaite ; sa constitution semble bonne, son tempérament est lymphatico-sanguin. Elle a toujours été bien réglée et la ménopause a eu lieu sans incident.

Elle a un enfant qui n'a jamais présenté de traces d'une affection héréditaire.

Elle n'a eu ni syphilis, ni scrofule, ni rhumatisme.

Localement il n'y a rien eu non plus de particulier ; pas de coup, pas de chute, pas d'entorse.

Nous ne trouvons donc rien dans les antécédents qui puisse expliquer la lésion pour laquelle elle entre à l'Hôtel-Dieu. Passons en revue les symptômes qui ont précédé son entrée.

Il y a quinze mois, sans cause connue, cette malade éprouva des douleurs au niveau du métatarse droit, douleurs aiguës et lancinantes ; d'abord continues pendant les trois premiers mois, elles devinrent intermittentes, moins intenses, en même temps qu'elles s'irradiaient vaguement sur le pied et sur la jambe.

Il y a onze à douze mois, ces douleurs se localisèrent plus spécialement en dedans, et dès lors se déclarèrent les symptômes d'une ostéite amenée à suppuration ; apparut bientôt, à la suite de tuméfaction et de douleur de la région, une fistule au côté interne du scaphoïde et une seconde au niveau du premier cunéiforme ; ces fistules ont livré passage à de petits séquestres. D'autres fistules se firent jour récemment au niveau du troisième cunéiforme, du cuboïde et du cinquième métatarsien.

Telle est la lésion locale que cette malade présente à l'observation ; ajoutons-y une induration avec infiltration des tissus recouverts eux-mêmes d'une peau rosée, tendue, amincie, présentant les orifices bourgeonnants des fistules.

Les douleurs, lors de son entrée, sont peu vives, mais la station debout est impossible ; le pied, qui du reste est dans sa position normale, ne peut en aucune façon supporter le poids du corps ; toutefois certains mouvements articulaires sont conservés, excepté à la région tarso-métatarsienne ; l'articulation tibio-tarsienne est libre, mais avec le stylet on peut arriver sur des surfaces facilement pénétrables, aussi bien sur l'astragale que sur les autres os du tarse et du métatarse.

L'état général est bon ; il n'y a pas de complication du côté de voies digestives et respiratoires.

La malade demande l'opération ; M. Ollier décide qu'il fera l'amputation de Syme sous-périostée, croyant la lésion du calcanéum moins avancée qu'elle ne l'était en réalité.

27 mai, opération. Anesthésie par l'éther. L'opération fut pratiquée selon les règles que nous avons
exposées plus haut pour la désarticulation tibio-tarsienne, au moins pendant les trois premiers temps ; le
décollement périostique n'avait pas présenté de difficulté ; la face interne elle-même était très-complète-
ment mise à nu, lorsqu'au quatrième temps, pendant
le mouvement d'extension forcée, le calcanéum se
brisa, présentant une coupe friable et graisseuse.

Le pied fut facilement détaché, mais il restait la
partie postérieure du calcanéum, représentant à peu
près celle qu'on conserve dans le procédé de Pirogoff, c'est-à-dire ce qui est en arrière des tubérosités ;
la friabilité de cette portion permit d'y creuser une
sorte de coque à l'aide de la sonde-rugine. La rugination ne put être faite complètement, et si les parois
de cette coque étaient en général le périoste lui-même,
il y avait en quelques points des lames papyracées de
substance compacte.

On fit la section du tendon d'Achille et une boutonnière en arrière. Réunion des deux lambeaux à
l'aide de sutures métalliques. Le tibia et le péroné
ne furent pas attaqués.

Le résultat immédiat de l'opération était donc
d'avoir obtenu un lambeau périosto-musculo-cutané
sur lequel le pus ne pourrait pas séjourner.

28. La malade a beaucoup souffert. Pouls à 120.
— Ablutions froides ; potion opiacée.

29. Rémission des symptômes de la veille. Premier pansement ; pour favoriser davantage l'écoulement du pus, on passe un drain de caoutchouc par la plaie et la boutonnière. La plaie est en bon état ; le pouls reste à 120. — Potion *ut suprà*.

5 juin. Au septième jour, on constate déjà par l'ouverture postérieure que la cavité est tapissée de bourgeons charnus. L'état général est satisfaisant. Le pouls est tombé à 100. — Alimentation légère.

14. Érysipèle avec angioleucite s'irradiant sur toute l'étendue du membre inférieur ; adénite inguinale. — Deux verrées d'eau de Sedlitz ; glycérolé d'amidon.

19. L'érysipèle a disparu ; la cavité continue à se combler. — Injection alcoolique.

29. Abcès à la partie externe et inférieure de la jambe. Incision.

10 juillet. Rien de particulier depuis quinze jours, mais quelques fistules et la plaie suppurent toujours un peu. La pression du pied sur le sol n'est pas encore possible.

20. La plaie prend bon aspect et tend à la cicatrisation. Les fistules se tarissent.

28. La cicatrisation est à peu près terminée, les fistules sont sèches et se ferment ; il y a depuis deux ou trois jours une tuméfaction œdémateuse à la partie externe du moignon. On enlève le drain.

7 septembre. Cicatrisation parfaite. La malade

marche, peut s'appuyer sur le moignon. On applique
un appareil prothétique.

3 octobre. Au moment où l'opérée va quitter le
service, nous devons dire dans quel état se trouve le
moignon et comment s'effectue la marche.

Depuis longtemps la malade ne souffre plus, la cicatrisation est complète en tous points.

Le moignon a une forme difficile à définir, qui rappelle à peu près celle d'un tronc de cône à base plus
grande répondant aux malléoles, et à sommet inférieur. Celui-ci est l'analogue de celui qu'on trouve
dans le pied-bot talus.

Le point de sustentation répond aux faces plantaire
et postérieure du talon ; il est ferme et excessivement
solide ; la peau glisse sur une masse profonde très-
dure, dont le maximum de dureté répond à l'insertion du tendon d'Achille ; l'axe du nouveau calcanéum
correspond à celui de la jambe.

La malade peut, dans la marche, s'appuyer sur le
moignon comme sur le pied gauche ; elle peut aussi
faire reposer tout le poids du corps sur le membre
amputé.

La masse dure qui figure le calcanéum est mobile
dans la flexion comme dans l'extension, et l'on peut
se rendre compte des contractions alternatives des
extenseurs et du tendon d'Achille sur cette masse, qui
en outre est tout à fait indépendante des malléoles
et des os de la jambe.

Il y a un léger raccourcissement, un centimètre environ, auquel on a eu toute facilité de remédier en construisant l'appareil. Cet appareil est d'une extrême simplicité : c'est une bottine de forme cylindrique dont l'intérieur est creusé pour recevoir le moignon, et remontant jusqu'au quart inférieur de la jambe.

La malade, enfin, va et vient dans l'intérieur de l'hôpital ; elle peut monter et descendre des escaliers et marcher tout le jour sans fatigue.

L'âge de l'opérée aurait pu faire redouter un insuccès ; mais, en la questionnant, nous avons vu qu'elle avait toujours eu une bonne santé, qu'elle n'était nullement débilitée. Il est probable que la lésion a eu pour point de départ un traumatisme qui sera passé inaperçu, et nous avons vu, dans nos généralités, qu'en pareil cas, s'il ne faut pas compter sur une reproduction, on peut toujours espérer un moignon dur et résistant.

Nos deux premières observations sont pour nous un enseignement. Elles démontrent les suites simples et heureuses de ces opérations, et l'érysipèle qu'à eu notre seconde malade n'est que le tribut habituel que les opérés payent à l'encombrement.

Nous avons pu, au bout d'un mois environ, constater que le lambeau s'était comblé peu à peu et prenait de la consistance.

Voilà pour les résultats immédiats.

Les résultats consécutifs sont bien plus à considérer.

La santé complètement rétablie et la marche s'effectuant facilement, sans douleur et sans claudication, et cela parce qu'on avait pu :

Donner suffisamment d'épaisseur au lambeau ;

Lui conserver toutes ses chances de vitalité ;

Favoriser l'écoulement du pus ;

Éviter le raccourcissement du membre ;

Et enfin ne pas être arrêté (dans le procédé de Pirogoff) par une lésion du calcanéum ; résultats qu'on ne peut obtenir que par la méthode sous-périostée.

Nous aurions pu reproduire d'autres observations de désarticularion tibio-tarsienne sous-périostée ; mais n'ayant pu retrouver les opérés, nous avons cru devoir nous abstenir.

AMPUTATION SOUS-ASTRAGALIENNE SOUS-PÉRIOSTÉE.

Nous n'avons vu pratiquer cette opération qu'à l'amphithéâtre ; mais si le chirurgien peut porter un diagnostic assez précis pour être sûr que l'astragale n'est pas malade, on pourra pratiquer l'amputation sous-astragalienne.

Le procédé à suivre est celui de Verneuil ou de Nélaton.

Comme pour la désarticulation tibio-tarsienne, on

réservera pour le dernier temps de l'opération le décollement du périoste de la face interne.

On taille immédiatement tout le lambeau ; les ligatures faites, on procède de suite au décollement du périoste de la face externe du calcanéum, qui se fait sans difficulté à l'aide de la sonde-rugine. On ouvre alors largement l'articulation scaphoïdo-astragalienne et on détruit le ligament interosseux ; on respecte l'articulation cuboïdo-calcanéenne. Les surfaces articulaires étant disjointes, on passe au décollement périostique de la face plantaire ; pour ce temps de l'opération, il faut s'aider du davier à dents de lion de M. Ollier. Ce davier diffère des autres en ce que, au lieu d'avoir une seule dent à l'extrémité de chacune de ses branches, il en présente deux ou trois superposées dans sa concavité.

On saisit avec le davier le calcanéum par ses faces supérieure et externe, et l'on peut décoller le périoste de la face plantaire. On a alors toute facilité d'attaquer les faces postérieure et interne, le calcanéum étant relevé par un aide, tandis qu'un autre aide fait une légère traction sur le lambeau en arrière et en dedans. Dans ce dernier temps de l'opération, on devra agir avec prudence, pour ne pas blesser les vaisseaux et les nerfs.

On fait les points de suture, et l'on a un lambeau périosto-musculo-cutané bien nourri, qui donnera, selon toute apparence, un bon résultat entre les mains du chirurgien qui sera appelé à suivre cette méthode.

AMPUTATION SOUS-PÉRIOSTÉE DES PREMIER ET CINQUIÈME MÉTATARSIENS.

Les amputations pratiquées sur les deux piliers antérieurs de la voûte plantaire ont donné aussi des résultats très-heureux au point de vue de la marche. Lorsqu'une lésion osseuse siégeant sur le premier ou le cinquième métatarsien a nécessité l'amputation, M. Ollier, comme pour le calcanéum, conserve toujours le périoste ; en agissant ainsi, il cherche non pas une reproduction, mais un moignon plus épais ; dans ces cas encore, il se formera de petites masses ostéo-fibreuses, et il en résultera un coussinet plus épais et plus résistant, qui rendra à ces piliers de la voûte plantaire la fonction qu'ils perdent habituellement lorsqu'on se borne à l'amputation sans conservation du périoste.

On n'obtient pas, disons-nous, de reproduction complète de l'os ; aussi ne devra-t-on faire les amputations du premier ou du cinquième métatarsien que lorsque la résection sera reconnue impossible ; cette dernière opération est d'une utilité sans conteste et le résultat en est constamment heureux.

Ce n'est donc qu'avec réserve qu'on pratiquera l'amputation, et l'on devra toujours s'assurer que le traumatisme ou la lésion osseuse nécessitent l'ablation du

métatarsien et par suite de l'orteil correspondant ; et
nous devons ici exposer la nuance qui distingue l'amputation de la résection : c'est que dans celle-ci la
portion ménagée est laissée à la périphérie, et dans
celle-là elle est attenante au centre ; ces deux opérations se trouvent dans des conditions différentes rela-
tivement à la reproduction ; et tandis que la seconde
est suivie de reconstitution de l'os, on n'obtient en
général, à la suite de la première, qu'une régénération
très-incomplète ; c'est ce qui ressort directement d'expériences faites sur les animaux.

Depuis longtemps déjà, M. Ollier a appliqué à
l'homme ce mode d'amputation, et il a constaté que
dans l'espèce humaine comme chez les animaux, il y
a rétraction des chairs du moignon ; et bien qu'il ait
conservé la gaîne périostique complète, il n'a jamais
obtenu qu'une masse suffisamment dure, il est vrai,
mais peu abondante et ne présentant ni forme ni ré-
gularité. Ce n'est, du reste, que la confirmation de
ce que nous avons dit plus haut dans nos généralités,
et à défaut de régénération on arrive à un résultat satisfaisant au point de vue de la marche et des fonctions
du pied.

On devra donc toujours chercher, dans l'amputation
du premier ou du cinquième métatarsien, une masse
ostéo-fibreuse ou seulement fibreuse, et en ménageant
le périoste, l'espoir du chirurgien ne sera pas déçu.
Si, au contraire, on se contente du procédé ordinaire,

on constatera ce que tous les opérateurs ont redouté dans l'amputation d'un des métatarsiens : une marche indécise, pénible, douloureuse, avec claudication.

Que de fois n'a t-on pas vu ces opérations insuffisantes, pour ne pas dire inutiles, exiger dans un laps de temps plus ou moins éloigné une nouvelle intervention chirurgicale ?

Il est certain que le calcanéum et le premier métatarsien sont les deux points de sustentation les plus essentiels dans la statique du pied ; mais on devra toujours observer la même règle de conduite dans les amputations du cinquième métatarsien : non-seulement il y a avantage pour le malade, mais il y a facilité pour l'opérateur.

Le manuel opératoire est des plus simples, et ce que nous dirons du premier métatarsien pourra s'appliquer au cinquième, les conditions du reste étant plus favorables pour ce dernier, dont la diaphyse est plus mince et les deux extrémités moins renflées; en effet, la seule difficulté que l'on rencontre est la désarticulation du métatarsien et du cunéiforme, tant à cause de la direction et de l'étendue des surfaces articulaires que de la section du ligament plantaire.

Deux cas peuvent se présenter : ou l'on a à faire l'ablation totale du métatarsien et de l'orteil correspondant, ou bien l'ablation partielle du métatarsien et de l'orteil.

1° *Ablation totale du premier métatarsien et du premier orteil.* — Nous donnons ici toute préférence à l'incision dorsale terminée par une raquette perpendiculaire qui ménage le plus les parties molles ; seulement on doit plonger le bistouri jusqu'à l'os, et les parties molles étant écartées avec des crochets mousses, on décolle ensuite le périoste, comme nous l'avons indiqué, avec la sonde-rugine. Il faudra agir lentement pour séparer la face postérieure de l'os du cunéiforme, et l'on devra s'aider du détache-tendon ; ce temps de l'opération terminé, on soulèvera le métatarsien avec un davier, il ne restera qu'à le désarticuler en avant, ce qui n'offre pas de difficulté. Les parties molles péri-phalangiennes ont été, avec les phalanges, enlevées par le bistouri, sans quoi l'opération eût constitué une résection.

Mais on peut avoir à agir contre des lésions intermédiaires, et c'est ce que nous avons eu plusieurs fois l'occasion de remarquer ; il peut se faire qu'on ait eu d'abord à pratiquer l'ablation de la phalangette, qu'après un certain laps de temps (la lésion s'étendant) on ait à intervenir sur la phalange, puis enfin sur le métatarsien; il y a ainsi, de la périphérie au centre, des pertes de substance qui font de chacune de ces opérations une nouvelle amputation. La cause peut être prochaine ou éloignée ; elle peut être un traumatisme, elle peut être sous la dépendance du vice scrofuleux, syphilitique, etc. Dans ces derniers cas, le manuel

5

opératoire ne sera pas le même que le précédent ; il faudra en quelque sorte aller à la recherche de la limite absolue de la lésion ; c'est ici que l'on pourra avoir à enlever seulement une partie du métatarsien.

2° *Ablation partielle du premier métatarsien.* — Pour mieux exposer notre idée, nous citerons l'observation suivante d'un malade sur lequel M. Ollier a pratiqué une amputation de la phalange avec ablation partielle du premier métatarsien.

OBSERVATION III.

Cette observation est prise le 31 octobre, six semaines seulement après l'opération.

Jean-Pierre Jacquet, ferblantier, âgé de 46 ans, demeurant au Bois d'Oingt (Rhône), entre le 5 septembre 1868 dans le service de M. Ollier, salle Saint-Louis, n° 91.

Ce malade est d'une bonne constitution et d'un tempérament sanguin ; les anamnestiques ne mettent sur la voie d'aucune diathèse, et la lésion qu'il a présentée est due à une congélation. Il y a dix mois, il fut accidentellement forcé de marcher dans la neige, et dès le lendemain les parties molles du premier et du second orteil étaient insensibles, dures et exsangues. Il entra à l'hôpital de Villefranche (Rhône).

Après plusieurs jours, pendant lesquels se déclara une inflammation éliminatrice suivie de mortification

des téguments, le chirurgien de cet hôpital fit l'ablation de la phalangette qui était atteinte de nécrose.

L'opération n'était pas radicale, et le malade fut
dans l'impossibilité de marcher; des douleurs, vagues
du reste, se manifestaient au niveau de la phalange
et de la tête du premier métatarsien.

Il resta ainsi pendant plusieurs mois et n'entra à
l'Hôtel-Dieu de Lyon que le 3 septembre, dix mois
après le début, et tout d'abord on pouvait croire que
l'impossibilité de la marche tenait à la cicatrice située
à la face plantaire de l'orteil; mais une pression exer-
cée sur la tête du métatarsien y provoque de la douleur, le stylet s'enfonce facilement dans la phalange à
travers une fissure de la cicatrice.

Une nouvelle opération était nécessaire. M. Ollier
la pratique le 10 septembre, se proposant d'enlever
tous les points atteints d'ostéite; c'est ainsi que, de la
périphérie au centre, il fut conduit à enlever la phalange et la moitié environ du métatarsien.

Une incision fut faite sur la face dorsale de la phalange ; des crochets mousses tinrent écartées les parties molles ; le périoste, incisé longitudinalement, fut
décollé à l'aide de la sonde-rugine, et la phalange
mise à nu put être facilement enlevée ; l'opération se
bornait, à ce moment, à une amputation de phalange
dont on avait ménagé la gaîne périostique. Mais, à
l'aide du stylet, M. Ollier put constater que la tête
du métatarsien était également atteinte; suivant alors

un procédé analogue à celui qu'il emploie dans l'opération de Pirogoff modifiée, il enleva tous les points malades, c'est-à-dire la moitié environ du métatarsien.

L'opération terminée, il restait un lambeau musculo-cutané, au centre duquel se voyait le périoste correspondant très-nettement détaché.

Cette opération avait donc nécessité l'ablation d'un pilier de la voûte plantaire, et aujourd'hui que notre malade va quitter le service, parfaitement guéri, nous pouvons constater non-seulement le rétablissement mais la facilité de la marche.

Les suites de l'opération furent très-simples, et nous avons pu suivre jour par jour la formation d'un moignon suffisamment solide pour supporter le poids du corps ; nous avons constaté, à chaque pansement, l'épaississement plus grand du lambeau ; nous avons vu la coque de dehors en dedans se garnir d'une masse végétante, bien nourrie, se durcissant peu à peu, et constituant finalement un point très-dur dont le toucher donne la sensation actuellement à travers la peau.

La gaine périostique comblée, la guérison a été accomplie, et nous avons vu ainsi se confirmer un précepte que nous avions annoncé dans nos généralités : c'est que tous les éléments ossifiables du périoste étant transformés en tissu osseux ou ostéo-fibreux, celui-ci reste stationnaire.

Il n'y a plus de douleur localement, le poids du corps est bien supporté, et tout fait espérer que dans quelques jours l'indécision de la marche due aux hésitations du malade aura complètement disparu.

AMPUTATIONS LIMITÉES AUX PHALANGES.

Tout ce que nous avons dit dans les généralités peut s'appliquer aux amputations des phalanges. Ces opérations n'entraînent pas, il est vrai, une perte de substance aussi préjudiciable que s'il s'agissait du calcanéum ou du premier métatarsien, par exemple. Mais tout, dans l'organisme, a son utilité, et c'est une loi que le chirurgien doit s'imposer, de conserver le plus possible et de rendre à un organe lésé les fonctions qu'il a perdues.

C'est ainsi que, par la méthode sous-périostée dans les amputations des phalanges, on obtiendra un moignon suffisamment dur pour le toucher, la pression, la résistance, l'opposition, etc. Le jeu musculaire se trouvera également conservé, puisque l'attache tendineuse ou musculaire respectée agira sur les parties reproduites comme elle agissait sur la phalange.

Le pouce est celui des doigts pour lequel on devra employer la méthode sous-périostée autant que faire se pourra. Sa fonction principale, l'opposition, venant à faire défaut, la main est réduite à une utilité bien

restreinte. Nous avons toujours vu, depuis plusieurs
années, M. Ollier mettre ces idées en pratique, et
nous publions plus bas l'observation d'un malade
auquel l'amputation sous-périostée pratiquée sur le
pouce a rendu les plus grands services.

Érard (Émile), tanneur, âgé de 47 ans, entre le
20 août dans le service de M. Ollier, salle des opérés,
chambre n° 1.

La main gauche, entraînée par la blouse dans un
engrenage, est le siége d'un traumatisme complexe.

Le petit doigt, l'annulaire et le médius sont complètement broyés ; les articulations en sont ouvertes;
les métacarpiens et les téguments qui les recouvrent
ont été respectés.

Une plaie de l'articulation métacarpo-phalangienne
de l'index ne permet pas de conserver la pince.

Restait donc le pouce, qui ne semblait que contus
et superficiellement excorié. Un examen complet fait
reconnaître une fracture comminutive avec plaie de
la phalangette. M. Ollier en pratique l'amputation en
faisant une incision latérale externe; il enleva toute
la phalangette après en avoir décollé le périoste; il
constitua ainsi un lambeau périosto-musculo-cutané,
et, les insertions tendineuses ayant été ménagées, le
pouce conservera ses mouvements.

Les suites de l'opération ne nous ont intéressé qu'à un point de vue : c'est que, si graves qu'elles aient été, elles n'ont pas entravé la consolidation du lambeau.

Il y eut, en effet, des abcès dans plusieurs directions, des fusées purulentes, du délire pendant dix jours. Ce malade, habitué à boire beaucoup, fut traité par les toniques et l'alcool.

Un mois après l'opération, M. Ollier envoie le malade chez lui, l'air de l'hôpital continuant à exercer une fâcheuse influence ; la guérison marcha rapidement dès-lors, et actuellement, fin octobre, la cicatrisation est complète.

Le pouce, qui est le seul doigt qui nous occupe, a repris tous ses mouvements de flexion, d'extension, d'abduction, etc.

A la place de la première phalange, on observe un moignon renflé, résistant, indolent à la pression et pouvant fixer très-énergiquement un corps quelconque à la face palmaire.

La forme du pouce n'est pas sensiblement altérée.

AMPUTATION DE LA JAMBE.

Nous avons peu de chose à dire sur l'amputation à lambeau périostique de la jambe ; encore ne reconnaissons-nous d'utilité réelle à la conservation du périoste que dans le cas où l'on opère au lieu d'élection.

Du reste, dans nos généralités, nous avons déjà exposé
notre manière de voir à cet endroit, et nous avons dit
que le périoste conservé peut jouer dans cette opération divers rôles : ou bien il adhérera à l'os et en
préviendra la nécrose, ou bien il consolidera les parties
molles ; dans l'un et l'autre cas, il s'opposera donc à
la perforation du lambeau ; complication fréquente
avec l'ancienne méthode.

Le manuel opératoire ne présente pas de difficulté.
Avant de scier l'os, on décollera une manchette périostique à l'aide de la sonde-rugine, ou mieux encore,
selon le conseil de Feokistow, on suturera deux lambeaux latéraux d'inégale longueur dont le plus vaste
recouvrira la surface sectionnée.

Nous ne pouvons pas nous appuyer sur des faits
positifs ; les complications habituelles des grandes
amputations dans les hôpitaux sont venues souvent
détruire de belles espérances, et nous préférons,
pour être l'écho de la vérité, avouer que c'est une vue
théorique plutôt que l'observation qui nous engage à
conserver un lambeau périostique dans les amputations au lieu d'élection.

Ajoutons enfin que cette scène a tout espoir de
changer d'aspect, s'il est donné au chirurgien d'opérer
à la campagne ou dans un centre moins pernicieux
que nos salles d'hôpitaux.

CONCLUSIONS.

Il nous est facile de nous résumer en quelques mots :

Abandonnant à peu près complètement les amputations à lambeau périostique sur les os longs, laissant de côté la propriété accordée au périoste par Brunninghausen de s'opposer à la pyohémie, à l'ostéomyélite, etc., nous insistons au contraire sur les avantages qu'on peut obtenir, en doublant de périoste un lambeau musculo-cutané lorsqu'on veut obtenir un moignon dur, solide, épais, indolent, conservant la forme et les mouvements de l'os enlevé et pouvant rétablir des fonctions détruites par la lésion qui a nécessité l'intervention chirurgicale.

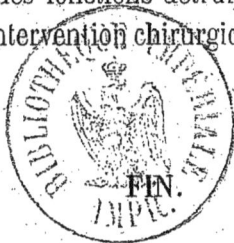

FIN.

www.ingramcontent.com/pod-product-compliance
Lightning Source LLC
Chambersburg PA
CBHW050515210326
41520CB00012B/2312